GLANAGE

DANS LE VIEUX ET LE NOUVEAU

CAUTERETS THERMAL

LA SOURCE DU ROCHER

PAR

Le Docteur DAUDIRAC
MÉDECIN CONSULTANT DES EAUX DE CAUTERETS
MÉDECIN DE LA MAISON HOSPITALIÈRE

Extrait de la *Revue médicale et scientifique d'Hydrologie et de Climatologie pyrénéennes*.

TOULOUSE
ÉDOUARD PRIVAT, IMPRIMEUR-LIBRAIRE
45, RUE DES TOURNEURS, 45

1886

GLANAGE

DANS LE VIEUX ET LE NOUVEAU

CAUTERETS THERMAL

LA SOURCE DU ROCHER

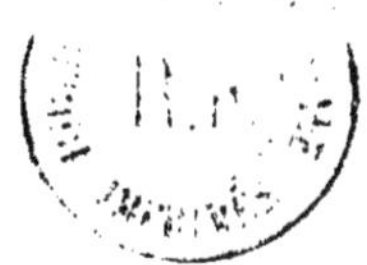

PAR

Le Docteur DAUDIRAC

MÉDECIN CONSULTANT DES EAUX DE CAUTERETS
MÉDECIN DE LA MAISON HOSPITALIÈRE

(Extrait de la *Revue médicale et scientifique d'Hydrologie et de Climatologie pyrénéennes*.

TOULOUSE
ÉDOUARD PRIVAT, IMPRIMEUR-LIBRAIRE
45, RUE DES TOURNEURS, 45

1886

LA SOURCE DU ROCHER

HISTORIQUE

Attenante à l'ancien chemin de la grange de la reine Hortense, à quelques mètres en aval du point d'émergence du Vieux-César, se trouve une prairie en pente qui appartenait à la famille Larramiau. Une source sulfureuse y fut découverte en 1829 Un commencement d'établissement, dont les fondations existent encore, fut édifié par Joseph Bordenave, devenu avec les Larramiau co-propriétaire de cette eau. Mais le propriétaire voisin et la vallée de Saint-Savin, ayant fouillé de leur côté, cette eau disparut en très grande partie. En 1850, de nouvelles sources avaient été découvertes et examinées par Latour de Trie. De nouveaux travaux faits par la vallée les firent encore disparaître. Enfin, en novembre 1857, des fouilles, sérieuses cette fois, furent faites et dirigées par Pierre Larramiau qui, longeant la roche en place sans l'attaquer, amenèrent la découverte de la source actuelle. Elle fut captée à l'extrémité d'une galerie souterraine, de 75 mètres de longueur, pratiquée dans un terrain tertiaire ou calcaire jurassique à blocs de granits roulés. Analysée de nouveau par le même Latour et par Ossian (Henry), l'autorisation d'exploitation fut accordée le 9 mai 1860. Un périmètre de protection garantissant les sources de César, Espagnols, Pauze-Vieux et le Rocher fut concédé le 25 août 1861 au palais de Saint-Cloud. Il s'étend au Nord-Ouest, sur une ligne englobant la propriété Pujo-Berjedebat jusqu'à la propriété Camus ; au sud, du ruisseau des Bains jusqu'à l'angle sud-ouest du grand établissement des thermes, en ville.

Pour se rendre compte de la valeur et de l'action thérapeutique de cette eau, M. Abadie, de Saint-Gaudens, allié à la famille Larramiau, la conduisit en 1861, dans un canal de ciment de béton, à Rieumiset dont il était devenu propriétaire. Trois ans plus tard, Joseph Bordenave ayant construit l'établissement actuel du Rocher, cette eau y a été depuis lors exploitée avec celle de Rieumiset. Toutes ces sources, depuis 1867, sont devenues la propriété de la Compagnie fermière des eaux de Cauterets, avec une portion de l'eau de César. De nouveaux développements ont été donnés à cet établissement, qui porte aujourd'hui le nom de Néothermes.

Néothermes.

Trois sources les alimentent :

1o Celle de César, qui est utilisée en buvette, pulvérisations, humages, douches et bains de jambes, dans des locaux spacieux, bien aérés avec tout le confort et tout un luxe de matériel qui ne laissent rien à désirer.

2o L'eau de Rieumiset, préalablement chauffée, est employée

seule ou conjointement avec celle du Rocher, lorsqu'on le désire, dans dix baignoires. On l'utilise comme eau de lavage dans deux pavillons placés en avant-corps qui servent pour gargarismes.

3° Enfin l'eau du Rocher dessert seule onze baignoires, dans lesquelles on peut prendre des douches ascendantes par l'adaptation d'un tube en caoutchouc. En outre, deux cabinets de grandes douches et deux bains de siège avec douches locales appropriées sont alimentés par l'eau du Rocher, ainsi qu'un cabinet particulier pour douches ascendantes postérieures. Cette dernière installation laisse beaucoup à désirer et comme coup-d'œil et comme confort; elle est cependant des plus utiles, vu le nombre considérable d'individus qui ont besoin d'y avoir recours.

Dans un article précédent, nous avons longuement parlé de l'ancien Rieumiset: nous avons dit qu'aujourd'hui cette eau n'avait plus que des propriétés particulières très restreintes ; que ce n'était, pour ainsi dire, qu'une eau naturelle ordinaire. Dans les baignoires où elle est utilisée seule, nous n'avons presque que des bains domestiques qu'on peut rendre plus ou moins sédatifs selon qu'on y ajoute du son, du tilleul, ou telle autre substance médicamenteuse qu'on pourra juger utile dans le cours d'un traitement thermal. Bien que ce point de vue ne soit pas à dédaigner, loin de là, nous n'avons cependant pas à insister à ce sujet, ce mode de balnéation rentrant dans le domaine de la pratique ordinaire.

L'utilisation spéciale de l'eau de César dans les Néothermes demande une longue étude qui doit embrasser l'action des douches selon leur pression, leur température, les appareils qu'elles nécessitent, leur mode d'administration en vue des effets à produire. Il en est de même de la pulvérisation, des humages, des bains de jambes, des bains entiers ou de ceinture. Toutes ces questions doivent être comprises dans un travail spécial. Pour ne pas nous écarter de notre but, nous ne parlerons exclusivement que de l'eau du Rocher.

Géologie.

Dans une notice faite en 1882 par M. Duhourcau, nous lisons : « La source du Rocher jaillit au-dessous de César, et au nord des griffons des Espagnols et de Pauze[1].

L'eau de César émerge à travers une faille produite dans les schistes argilo-siliceux du Pic-des-Bains et orientée E.-18°-N. Ces schistes sont redressés, presque perpendiculaires et dirigés généralement de l'O.-S.-O. à l'E.-N.-E., selon une ligne E.-15°-20°-N. D'autres cassures sont venues traverser les premières ; d'après M. Jules François, ces cassures secondaires auraient l'orientation de O.-31°-N. C'est au niveau de la colonne d'enrichissement, c'est-à-dire au point de croisement de ces fractures, que les eaux de Cauterets émergent, toujours à une faible distance de la cassure principale produite par le soulèvement des Alpes. On peut généraliser ce fait particulier constaté pour les eaux de Cauterets par l'habile ingénieur des mines.

C'est par une fracture récente ayant traversé la cassure E.-18°-N. que jaillirait la source du Rocher. Au fond de la

1. Lisez Bruzaud ou Fontaine d'Amour.

galerie se retrouve formant voûte un conglomérat granitique (brèche), qui a comme dans la galerie de César, rempli les failles de schiste. Au-dessus du griffon du Rocher, les blocs granitiques sont recouverts d'une efflorescence blanchâtre, formant une couche solide peu adhérente. Cette efflorescence se retrouve dans les galeries de César, des Espagnols ; elle existe aussi au dessus du griffon de Mauhourat, mais en moins grande quantité.

Ces concrétions du Rocher n'ont ni goût ni odeur; mais par parties elles présentent cependant un goût salé et légèrement amer. »

Pour M. Duhourcau, qui les a analysées, ces efflorescences seraient surtout constituées par de la silice et des silicates avec mélange de sulfate de soude qui donnerait le petit goût d'amertume, des traces de carbonate et de chlorure et une certaine quantité de fluor à l'état de fluorure d'aluminium. Il pense que ce dépôt est dû à la seule action de la vapeur d'eau qui, par une température permanente de 30 à 40° a pu désagréger peu à peu la couche superficielle de la roche et former ainsi cette poussière de sable qui constitue la masse des concrétions.

Caractères physiques et chimiques.

En 1858, sur la demande de M. le Préfet des Hautes-Pyrénées, Latour de Trie fut chargé d'examiner l'eau du Rocher. De son rapport très étudié, il ressort qu'on retrouve toutes les qualités inhérentes aux autres sources sulfureuses de la région : transparence et limpidité parfaite que ne modifient ni le contact de l'air, ni les accidents météorologiques (attribut des eaux profondes) : saveur douceâtre légèrement hépatique; odeur d'œufs couvés, acquérant beaucoup plus d'intensité par les basses pressions atmosphériques; première impression rude lorsque le corps est plongé dans un bain, mais remplacée bien vite par une autre plus douce plus onctueuse. Ce caractère est spécial aux eaux sulfureuses contenant des sels alcalins qui détergent les follicules de la peau de la matière sébacée qu'elles contiennent et la rendent par suite, plus apte à absorber dans une certaine mesure les éléments minéralisateurs de l'eau. Sa température est de 41° 5/10 à la sortie de la roche; elle est assez régulièrement égale, quelle que soit la température de l'air ambiant. Sa densité, après avoir été ramenée à 15° centigrades, est de 1,002, l'eau distillée étant 1°. Son écoulement est uniforme, son volume considérable 120,000 litres par 24 heures ou 5,000 par heure; soit 490 bains par jour, de 220 litres d'eau pour chacun d'eux.

Elle laisse déposer au contact de l'air une matière blanchâtre pseudo-organique (glairine), revêtant diverses formes, diverses couleurs, selon le plus ou moins de temps qu'elle est restée à l'air. Cette glairine se retrouve dans la fente du rocher d'où jaillit la source. Elle s'y présente sous un aspect essentiellement gélatineux. Elle y est très abondante, circonstance à noter par le rôle important que ce corps joue dans les propriétés de l'eau qui nous occupe.

Par suite de son mélange avec de l'eau froide, et par le fait même de son parcours à l'air libre, on voit se déposer sur les pierres une infinité de corps capillaires, filamenteux, tremblotants, très mobiles à l'une de leurs extrémités. C'est la conferve organisée décrite par Fontan sous le nom générique de *sulfuraire*, dénomination qui me paraît préférable à celle de *barégine*, qui a l'inconvénient de localiser un phénomène commun aux eaux sulfureuses en général. Altérable par l'action prolongée de l'air, elle n'éprouve cependant aucune modification sous l'influence de la lumière. Renfermée dans des bouteilles convenablement bouchées, elle conserve ses propriétés sulfureuses, même après le transport à une grande distance.

Désireux de connaître le degré de stabilité du principe sulfureux de l'eau du Rocher, nous fîmes avec M. Latour l'expérience suivante : deux bouteilles de la contenance d'un litre furent remplies à la même minute avec l'eau de la Raillère et du Rocher. On les apporta sans être bouchées dans un point intermédiaire entre ces deux sources, et là, elles furent en même temps traitées avec la même solution titrée au sulfhydromètre. Il résulta de cet examen comparatif que l'eau de la Raillère avait perdu plus de sulfure que celle du Rocher, dont la déperdition fut presque nulle. Je n'ai plus trouvé dans mes notes le chiffre exact des divisions utilisées, et la quantité de sulfure qui peut y correspondre; mais il est facile de renouveler cette expérience qui prouve en faveur d'une grande stabilité du principe sulfureux de l'eau du Rocher prise à la source.

Trois analyses ont été faites de l'eau du Rocher; la première par Latour de Trie; la seconde par O. Henry, chef des travaux chimiques de l'Académie de médecine et la troisième par M. le Dr Garrigou, qui a opéré sur 600 litres d'eau, évaporées à sec, dans une capsule de porcelaine, tandis que les premiers n'avaient opéré que sur une quantité bien inférieure, 10 ou 12 litres. Toutes ces analyses sont rapportées à un litre.

LATOUR

Azote	traces.
PRINCIPES FIXES	
Sulfure de sodium	0,02429
Chlorure de sodium	0,06058
— calcium	0,02050
— magnésium	0,00501
Iodure de sodium	0,00500
Sulfate de soude	0,03000
Carbonate de potasse / Sel ammoniacal	0,00500
Cabonate et silicate (de soude / de chaux)	0,01600
Sulfate de chaux	0,00300
Silicate d'alumine	0,02000
Carbonates (de magnésie / de strontiane)	0,00600
Sulfate et carbonate de fer / Phosphates terreux	0,00320
Glairine rudimentaire	0,02140
Perte	0,02002
Total	0,24000

O. HENRY

Sulfure sodique	0,0197
— calcique	indices.
Sulfates (calculés anhydres) de soude	0,0270
Sulfates (calculés anhydres) de chaux	0,0040
Chlorures de sodium / — de potassium	0,0610
— de calcium et de magnésium	0,0030
Iodure et bromure alcalin, traces sensibles.	
Silicates de soude et de potasse. / Silicates d'alumine, de chaux et de magnésie.	0,0838
Carbonate (de soude / de chaux)	0,0260
Hyposulfite, phosphate terreux. / Oxyde de fer, glairine rudimentaire.	0,0055
Total	0,2300

GARRIGOU

Poids des substances salines	0,2510
Poids du résidu calciné	0,2346
Soufre dosé par la sulfurométrie.	0,0084
Soufre pesé à l'état de sulfate	0,0070
Acide sulfurique	0,0302
— silicique	0,0598
— carbonique	traces.
Hyposulfites	traces à peine
Chlore, brôme et iode	0,0284
Matière organique	0,0164
Iode seul	traces à peine.
Brôme	0,0002
Chaux	0,0075
Magnésie	0,0001
Soude	0,0780
Potasse	0,0036
Alumine, fer et acide phosphorique	0,0010
Lithine	très nette.
Zinc	—
Cobalt et nickel	traces à peine.
Cuivre, plomb, arsenic	traces.
Total	0,2252

GARRIGOU

Monosulfure de sodium	0,0206
Hyposulfites alcalins	traces.
Sulfate de soude	0,0288
— de potasse	0,0066
— de chaux	0,0182
— de magnésie	0,0003
Chlorure de sodium avec bromure et iodure.	0,0467
Silicate de soude	0,0263
Silice en excès	0,0461
Albumine, fer, acide phosphorique	0,0010
Acide carbonique	traces.
Lithine, zinc, cobalt, plomb, cuivre, arsenic.	traces.
Matière organique	0,0164
Total	0,2110

De l'Azote.

Dans ces trois analyses, Latour seul indique des traces d'azote; MM. O. Henry et Garrigou ont négligé d'en parler. Mais il est facile de combler cette lacune, du moins approximativement. Nous avons dit que Byasson, dans l'eau dégénérée de Rieumiset, avait trouvé, par litre, 16 centimètres cubes et 2 dixièmes de gaz azote, plus une quantité considérable de matière organique; d'autre part, d'un travail fait en collaboration par Réveil et Filhol en 1861, il résulte qu'un kilogramme d'eau de César soumise à l'ébullition a donné 22 centimètres cubes 33 de gaz azote tenu en dissolution dans l'eau; 22 centimètres cubes 30 aux Espagnols; 21 centimètres cubes 65 à Pauze, avec traces minimes d'oxygène. Comme l'eau du Rocher a son naissant à quelques mètres de celles-ci, qu'elle a la même origine, on peut avancer, sauf rectification ultérieure, que la quantité d'azote contenue dans un litre d'eau du Rocher doit varier, comme ses congénères, entre 20 et 22 centimètres cubes. La présence de ce corps en quantité si notable dans nos eaux est bien loin d'être indifférente; cherchons à définir le rôle qu'il paraît jouer dans la cure thermale par nos sources.

Depuis longtemps, les médecins espagnols, notamment le Dr Garcia Lopez et, tout récemment, le Dr Espina y Capo, avaient attribué à la présence de ce gaz une bonne partie de la valeur des eaux de Panticossa : elles en contiennent de 25 à 30 centimètres cubes par litre. Dans son livre sur la curabilité et le traitement de la phtisie pulmonaire, M. le professeur Jaccoud rapporte (pp. 25 et 26) les bons résultats obtenus chez un de ses malades par l'usage des eaux *salino-azotiques* de Panticossa et par son climat d'altitude de 1,600 mètres.

En France, M. le Dr Armieux (*Etudes médicales de Barèges*) est, je crois, le premier qui ait attribué à l'azote qu'elles contiennent, l'action sédative des eaux de Barzun. Au Congrès de Séville, en 1882, M. le Dr Duhourcau devient plus explicite : « Laissant de côté[1], dit-il, la proportion des différents principes que contiennent les eaux sulfureuses, je crois qu'il faut tenir compte de l'azote et de la barégine qui s'y trouvent pour expliquer leur action thérapeutique ; car si les sels contenus dans les eaux de Cauterets n'excèdent pas 20 centigrammes par litre, à elle seule la matière organique y entre pour 6 ou 8 parties, et le gaz azote se chiffre dans la proportion de 24 à 26 centimètres cubes. Pourquoi refuser toute action à ces deux principes ? » Il ajoute que, pour expliquer l'action et l'absorption de l'azote sur l'économie, il faut se rappeler ce fait démontré par M. Berthelot, professeur de chimie au Collège de France, que les matières organiques, vivantes ou non, enfermées dans des tubes bien clos avec de l'azote et soumises à l'influence de l'électricité, absorbent une quantité notable de ce gaz qu'on retrouve à l'analyse dans ces matières. Pourquoi, dès lors, un corps organisé, vivant, dépensant par lui-même de l'électricité, submergé dans une eau également électrisée, n'absorberait-il pas directement les gaz qui s'y trouvent dissous, l'azote entre autres, et pourquoi ne pourrait-il pas se

1. *Del valor de las aguas de Cauterets en el tratamiento de la tisio pulmonar*, p. 16.

les assimiler? Aussi croit-il à l'absorption en inhalations, en boisson et en bains de cet azote thermal, véritable aliment réparateur et reconstituant qui contribue, pour une large part, à la réparation des forces par nos eaux. »

Nous ne saurions trop louer M. le Dr Duhourcau de s'être élevé avec force contre cette prétention émise par un confrère, que les Eaux-Bonnes étaient pour ainsi dire uniques pour la guérison de la phtisie pulmonaire. Nous connaissons tous cependant leurs propriétés excitantes, provocatrices de fréquentes hémorragies, que l'inspecteur Pidoux eut l'ingénieuse idée de dénommer détersives, mais qui n'en sont pas moins des hémorragies avec toutes les conséquences de débilité qu'elles entraînent, lorsqu'elles ne servent pas de véhicule au processus tuberculeux. M. Duhourcau a présenté la question à un point de vue vraiment scientifique en tenant compte de l'altitude, qui est loin d'être indifférente, 930 mètres à Cauterets, et surtout de la quantité importante de gaz azote et de glairine que contiennent nos eaux. Voyons les conséquences que nous pouvons physiologiquement en retirer[1].

1. Au Congrès de Dax, M. le Dr Garrigou nous affirma que, dans notre région pyrénéenne, la zone nitrogénée la plus considérable se trouvait entre les Eaux-Bonnes et Barèges, c'est-à-dire à Panticossa et à Cauterets, qui en sont les points intermédiaires Nous sommes donc des plus favorisés à ce point de vue; il en est de même pour la matière organique dissoute dans l'eau. Il est fâcheux que les analyses précitées ne nous fixent pas à ce sujet. Heureusement, M. Duhourcau y supplée ; 6 à 8 parties de matières organiques par litre. Je crois, pour ma part, à une relation directe entre la quantité d'azote produite et celle de la glairine amenée des profondeurs à la surface. Il est également à supposer que, dans ces conditions, la formation et le dégagement du gaz azote

Les aliments, on le sait, sont classés en deux catégories principales : aliments plastiques ou azotés, aliments respiratoires ou désassimilateurs. Entre ces deux divisions se classent les corps qui participent de ces deux caractères; ce sont les aliments de réserve : ils règlent ou retardent la désassimilation, thé, café, eau, certains sels, etc. L'alimentation n'est parfaite qu'à la condition de réunir dans son ensemble ces trois ordres de composition : un aliment qui ne serait qu'azoté ne serait pas longtemps assimilable et serait, par suite, défectueux ; pour être efficacement absorbé, il faut qu'il soit mélangé avec d'autres substances ?

Chez les phtisiques, la plus grande difficulté consiste souvent à trouver dans cette variété d'aliments ceux qui pourront être supportés et assimilés par leur organisme débilité. Que se passe-t-il, en effet, chez les malades atteints à des degrés divers d'affections organiques graves des voies respiratoires ? Ce n'est pas seulement la lésion plus ou moins étendue dont ils sont porteurs qui les tue, mais surtout les désordres concomitants que cette lésion entraîne dans tout l'organisme ; elle aggrave la misère physiologique en rendant tous les jours plus difficile, plus pénible, l'absorption et l'assimilation ; par suite, la lésion suit sa marche ascendante. Dès lors, les digestions sont troublées, incomplètes et se font mal ; l'appétit diminue graduellement; avec sa disparition coïncident l'affaiblissement, les sueurs profuses, les diarrhées colliquatives; les parties solides qui composent l'organisme sont liquéfiées et rejetées au dehors

tenu en dissolution dans l'eau sont d'autant plus développés que l'altitude où viennent sourdre ces eaux est plus considérable, que la pression ascensionnelle est plus forte.

sous diverses formes; l'urée diminue; la dénutrition, en un mot, suit fatalement sa marche ascendante jusqu'au moment où la vie s'échappe faute d'aliments nécessaires à son entretien dans un corps *squelettique*.

Ce n'est pas l'empirisme qui a suggéré à M. le Dr Debove l'idée du gavage pour combattre les désordres locaux et généraux inhérents à la phtisie, mais bien la conception d'opposer à la décomposition lente mais certaine de cette maladie une médication alimentaire pouvant être supportée par des organes profondément débilités et permettant à l'organisme, par une assimilation nutritive parfaite et graduellement ascendante, de réagir utilement contre ces déperditions incessantes qui entravent et diminuent l'hématose. Sans doute, on ne réussit pas toujours, tant s'en faut; mais n'est-ce donc rien que de gagner des jours, des semaines; de donner à une caverne le temps de se vider, de modifier son contenu pour arriver plus tard, soit à la cicatrisation, soit à l'induration kystique ou à la transformation en matière crétacée et inerte du tubercule dont l'évolution plus ou moins active, si elle n'est arrêtée dans sa marche incessante, doit arriver à la fonte des matières qui le constituent, à une déperdition organique irréparable qui s'aggrave journellement par l'inflammation de voisinage, par la prolification nocive des bacilles tuberculeux qui se trouvent dans un terrain des plus propices pour leur propagation? Que de malades qui meurent pour n'avoir pas eu le temps de guérir! Idée paradoxale peut-être, mais que je tiens pour vraie dans beaucoup de cas où le malade serait certainement arrivé à la guérison si la maladie avait pu, sans encombre, traverser ses diverses périodes pour arriver à celle de son déclin. Le gavage, dans la phtisie, dans toutes les débilités profondes, aide à ce résultat; mais cette alimentation, mécaniquement ingérée, finit par fatiguer. Où trouver une médication qui, sans recourir à ce mode de nutrition qui répugne le plus souvent, puisse assurer l'assimilation dans des conditions plus normales?

C'est dans nos montagnes que le phtisique pourra se trouver dans les meilleures conditions pour atteindre le résultat qu'il désire et qu'il recherche. Le voyage, le changement d'êtres et d'habitudes, l'air plus léger et plus pur qu'on y respire seront le premier stimulant susceptible de réveiller l'activité de ses organes débilités. Mais quelque puissant que soit ce stimulant, il sera le plus souvent insuffisant; c'est surtout par l'usage de nos eaux *nitrogénées-sulfuro-sodiques* prises intus et extra que ce malade peut, à bon droit, espérer de récupérer ses forces.

Cette eau contient, en effet, deux corps : l'azote et la glairine, dont les relations sont tellement intimes, tellement dépendantes l'une de l'autre qu'il me paraît difficile de les séparer; l'un d'eux, l'azote, n'apparaissant, du moins en quantité notable, qu'à la condition de se trouver en compagnie de son congénère, la glairine. Que cet azote soit le résidu des combinaisons successives opérées après utilisation de l'oxygène et de l'hydrogène de l'air avec lequel les eaux sont mêlées dans le sein de la terre; ou bien qu'il soit le produit de la décomposition des matières organiques entraînées du sol dans les profondeurs; que sous l'influence d'une température excessivement élevée, elles subissent une transformation qui en modifie complètement la forme et la nature; qu'avec les détritus d'animaux inférieurs qui vivent et meurent dans ces eaux et les autres matières organiques, la glairine, substance azotifère, soit ou non le produit de toutes ces transformations; toujours est-il que ces deux corps, glairine et azote, différents comme action nutritive, se complètent par le rôle que chacun d'eux joue dans une bonne alimentation. C'est uniquement à ce point de vue que nous avons à les étudier.

L'azote sera rangé parmi les éléments plastiques ou d'assimilation; c'est lui qui en constitue la base essentielle; tandis que la glairine, corps gras, gélatineux, azotifère d'après Anglada, sera plutôt comprise dans les aliments de désassimilation ou respiratoires. L'eau chaude, ce qui ne gâte rien, s'il faut en croire les indications du Dr Salisbury, des Etats-Unis, l'eau, dis-je, leur sert de véhicule ainsi qu'aux autres sels qu'elle tient en dissolution. Les uns, carbonates, sulfates, phosphates, etc., seront compris dans la série des aliments plastiques, tandis que les silicates, bromures, iodures, faciliteront la désassimilation. Le sulfure, bien qu'alcalin, les hyposulfites seront classés parmi les aliments de réserve; on pourrait même les dénommer accumulateurs, comme le thé, le café; ils règleront ou retarderont la désassimilation [1].

1. A plusieurs reprises, quelques-uns de mes clients m'ont affirmé qu'après l'usage des eaux de Cauterets, ils avaient été atteints, quatre ou cinq mois après leur rentrée, de fièvres qui persistaient pendant deux et trois jours et sans cause connue. Elles se jugeaient par des sueurs profuses; pendant le temps de leur durée, l'odeur de cette perspiration cutanée et de leur respiration était absolument identique à celle qui se dégage de nos sources. Dans ces cas, le sulfure absorbé avec d'autres produits minéraux n'avait pas été élaboré; mais après sa transformation tardive en sulfates, l'ex-

Pris isolément, chacun des corps qui constituent l'ensemble de l'eau thermale n'a que la valeur intrinsèque qui lui est propre et ne pourrait dans l'acte de l'alimentation jouer qu'un rôle nul ou fort restreint. En 1835, dans une réponse faite à M. le Dr X..., Camus disait : « Connaître les ingrédients des eaux, leur nombre, leur nature, est toujours le but unique d'une analyse quelconque... Mais ne prenez de nos eaux que les gaz qu'elles recèlent et ce remède bienfaisant deviendra pour vous un poison subtil; n'avalez que l'alcali ou certains de leurs sels, et leur action sera nulle ou désagréable. Faites qu'elles ne contiennent que le calorique et la glairine, et ces eaux deviendront nauséabondes, vomitives; tant il est vrai qu'elles ne seraient plus elles-mêmes sans la réunion de leurs corps divers et leur intime combinaison. » Réflexion des plus justes, à laquelle nous souscrivons sans réserve. L'expérience a prouvé, contrairement à la théorie de Liébig, que les matières azotées seules constitueraient une alimentation insuffisante, qu'elles ne servaient qu'à la réparation des tissus, principalement du tissu musculaire; qu'il fallait encore ingérer des substances ternaires pour produire du calorique et le travail mécanique (hydrocarbures, sucre, graisse, amylacés, etc., tous aliments de combustion) pour donner comme excrétion 310 grammes de carbone et 20 grammes d'urée en moyenne chez l'adulte. Lorsque ces proportions ne sont pas gardées, qu'il

cédent, c'est-à-dire l'acide sulfhydrique était éliminé au dehors et produisait cette odeur caractéristique. On comprendra dès lors pourquoi les médecins qui ont exercé à Cauterets sont unanimes pour proclamer que ces eaux constituent une médication à longue portée.

n'y a pas dans l'alimentation la quantité d'azote et de carbone voulue, elle est dite insuffisante, et l'animal brûle alors sa propre substance, épuise ses matériaux de réserve et meurt bientôt d'inanition. C'est donc dans son ensemble qu'il faut considérer l'eau minérale. Aussi le chimiste, après avoir fait son analyse, doit-il faire la synthèse de tout ce qu'il a découvert et la présenter aux profanes qui n'ont pas ses aptitudes sous une forme concise, avec toute la précision qu'elle comporte, en prenant pour base de ses combinaisons les affinités moléculaires des corps entre eux. A ce point de vue, deux chimistes pourront peut-être différer d'appréciation, mais l'idée mère s'y retrouvera toujours, et pour nous ce sera l'essentiel.

A ce qu'on appelait l'ensemble, la vie, l'âme de l'eau, dénominations poétiques qui avaient l'avantage de frapper l'imagination, nous donnerons plus prosaïquement le nom de rudiment d'aliment. C'est par la synthèse après l'analyse que nous sommes arrivés à cette conception de nos eaux, parce que nous y avons retrouvé tout ce qui constituait l'aliment. Pour le rendre plus parfait encore, les anciens médecins, empiriquement sans doute, avaient l'habitude d'y ajouter la matière sucrée sous la forme de sirops. Depuis quelque temps et sans raison, nous avons beaucoup trop abandonné ce mode d'administration de nos eaux qui avait le double avantage de masquer leur odeur, et, physiologiquement parlant, de compléter leurs qualités comburantes ou respiratoires. Mais dans notre station, le buveur répare avantageusement notre oubli des vieilles traditions par le bâton de sucre d'orge, pris religieusement tous les jours en dehors des ordonnances médicales. Pour mon compte, je trouve qu'il a raison.

On comprendra sans peine que des esprits sérieux répugnent à accepter de prime abord cette idée de l'eau considérée comme *rudiment d'aliment*, ils se demandent, avec raison, quelles énormes quantités il faudrait en absorber pour y trouver les éléments nutritifs, alors qu'ils savent que dans un litre d'eau c'est à peine si on retrouve 1 ou 2 grammes de résidu ; que la quantité d'eau ordinaire bue tous les matins ne dépasse pas deux ou trois verres, et souvent beaucoup moins, quelques gorgées à peine. Cette objection nous a longtemps arrêté ; mais en étudiant attentivement ce qui se passe dans l'acte de la nutrition, nous avons vu que toutes les fois qu'un corps quelconque est introduit dans l'estomac et plus tard dans les intestins, sa présence, quelque minime qu'elle soit, a pour résultat :

1° D'exciter la sortie de la pepsine des glandes qui la contiennent ;

2° De faire déverser dans ces organes le liquide nécessaire pour dissoudre la pepsine et en dégager les peptones.

Ce liquide est fourni par voie d'endosmose par les vaisseaux sanguins irrités par la présence de ce corps étranger. Si ce corps est un aliment, selon qu'il sera plus ou moins azoté, la sécrétion du suc gastrique sera plus provoquée ; tandis que la sécrétion du liquide aqueux sera plus considérable et permettra un plus long séjour dans l'estomac à celui qui le serait moins ; le passage du bol alimentaire par petites portions à travers le pylore deviendra alors plus pénible, plus difficile.

Dans un verre d'eau sulfureuse qui est par elle-même un puissant digestif, nous trouvons l'eau d'abord avec les sels qu'elle contient ; en second lieu, l'azote qui s'y trouve en dissolution en quantité notable, de 22 à 26 c. c. par litre ; et enfin la glairine, qui n'est ni une matière albuminoïde, ni une matière gélatineuse, mais qui contient encore de l'azote incorporé en elle dans la proportion de 8,10 avec 48,60 de carbone et 6,70 d'hydrogène pour 1 litre, d'après Bouis. Or, la glairlne se trouve dans nos eaux dans des proportions très considérables. Dès qu'elle sera introduite dans l'estomac sous la forme liquide, elle ne nécessitera pas pour y être élaborée, un grand travail de mouvements anti et péristaltiques; les sécrétions glandulaires se feront sans secousse, l'exsudation des vaisseaux sanguins sera des plus limitées, les peptones seront vite formés et absorbés par les capillaires, et dans peu de temps il ne restera que les déchets; toute la portion alimentaire passera dans le sang pour servir, après les transformations voulues, à la nutrition générale. Par suite (nous visons surtout la grande classe des anémiés), l'estomac, fatigué par la maladie, épuisé par les digestions antérieures sortira de son atonie, conséquence ultime de l'inflammation dans les maladies chroniques; ses fonctions se feront sans trouble aucun, parce que nous y aurons introduit un aliment d'une élaboration facile qui, pour devenir assimilable, n'aura pour ainsi dire réclamé presque aucun travail des organes digestifs. Mais leur activité aura été réveillée; le coup de fouet aura été donné; ce sera le premier anneau d'un processus digestif assimilateur, qui deviendra de jour en jour plus complet, plus appréciable par le remontement général des forces. Il n'y aura plus qu'à surveiller, à régler l'alimentation pour la maintenir dans de justes limites.

Depuis longtemps on cherche le rôle que la glairine peut jouer dans les eaux minérales. En voilà un qui n'est pas à dédaigner. Aliment d'une assimilation facile, bien qu'insuffisant par lui-même pour une réparation sensible des forces, la glairine imprime, en les réveillant, aux fonctions digestives une impulsion des plus utiles ; elle sert de stimulant énergique pour une alimentation plus substantielle, pour une réparation graduelle des forces de l'organisme débilité. Pour être complète, cette étude aurait besoin du contrôle d'expériences faite à diverses heures de la digestion. J'avoue mon incompétence pour les entreprendre ; mais d'autres pourront combler cette lacune s'ils trouvent l'interprétation raisonnablement déduite des prémices posées. La clinique, du reste, leur porte aussi son appui : dans la chlorose, qui n'est au fond qu'une anémie d'un genre particulier, se caractérisant à la fois par une altération du sang, une diminution notable de ses globules, par des troubles nerveux qui, notamment chez les jeunes femmes, proviennent des perturbations menstruelles (on sait combien chez elles la nutrition est difficile, incomplète, perverse parfois) ; chez des personnes arrivées au dernier degré de marasme par suite de maladies ayant provoqué ce dépérissement physiologique, ne voyons-nous pas souvent que, sans recourir à d'autres remèdes que celui de nos eaux convenablement administrées, l'équilibre se rétablit sans effort, les couleurs et les forces reviennent petit à petit au point de rendre ces malades méconnaissables dans une période de temps relativement courte. Que s'est-il donc passé ? Un fait bien simple, la nutrition s'est faite dans de bonnes conditions, et avec elle l'assimilation et la réparation [1].

L'absorption de l'azote ne se fait pas seulement par les voies

1. Dr Leven, *Traité des maladies de l'estomac*, 1879, C. Delahaye.

digestives, elle a lieu également par la peau. Lorsqu'on prend un bain sulfureux, de la Raillère par exemple, l'eau est d'une limpidité parfaite au début ; mais, quelques instants après, on voit des flocons blanchâtres flotter à sa surface ; c'est la sulfuraire qui commence à apparaître au contact de l'air ; en même temps des bulles de gaz se déposent sur les pores de la peau et les parois de la baignoire en nombre plus ou moins considérable. Si, sans faire de mouvements, on suit l'évolution de ces bulles, on voit celles fixées sur le corps diminuer petit à petit de volume et disparaître sans s'être élevées à la surface ; les autres, au contraire, y montent après la plus légère impulsion imprimée à l'eau et s'évaporent. Les premières ont donc été absorbées directement par la peau, juste au point où elles avaient été déposées. Que cette absorption soit le résultat des phénomènes électriques échangés entre le corps plongé dans l'eau et l'électricité que cette eau contient et développe, ou que ce soit par toute autre cause, l'absorption a dû avoir lieu. Ce dépôt de gaz, azote pur contenu dans ces bulles, paraît tenir à une diminution de pression de la colonne liquide dans laquelle il était en dissolution. Cette coïncidence du degré de stabilité du gaz azote dissous dans l'eau selon une plus ou moins forte pression de la colonne liquide a été bien observée par le docteur Marty dans un travail récemment publié dans la *Gazette des Eaux*, p. 374, et surtout par M. le Dr Garrigou, dont la compétence en pareille matière est incontestable. Au Congrès de Dax, à propos de la descente à Luz des eaux de Barzun, il nous apprit qu'à Cambo, l'ingénieur ayant voulu faire le captage de l'eau en aval du point où elle sourdait antérieurement, on ne tarda pas à s'apercevoir que l'eau de la buvette n'avait plus les mêmes qualités : elle était plus lourde et plus difficilement digérée. En cherchant la cause de ce changement l'ingénieur constata que l'eau contenait moins d'azote qu'auparavant ; il se dégageait au contact de l'air par le manque de la pression liquide. Pour remettre l'eau dans des conditions identiques à celles où elle se trouvait avant le captage, il emprisonna l'eau nouvellement captée dans un manchon de béton pour la faire remonter à la même hauteur. Cette simple opération fut suffisante, par suite de la pression liquide, pour maintenir le gaz azote en dissolution dans cette eau et lui donner les mêmes qualités, le même goût qu'auparavant. Ce fait, dont l'importance est capitale, doit être retenu ; nous aurons occasion d'y revenir dans le cours de ce travail.

Des considérations qui viennent d'être exposées, il est possible de déduire les conclusions suivantes :

1° Les eaux minérales contenant une forte quantité d'azote libre ou à l'état de combinaison, après avoir provoqué, par les rudiments de nutrition qu'elles contiennent, le réveil des fonctions de l'appareil glandulaire gastro-intestinal, sont essentiellement réparatrices lorsqu'elles ont été introduites dans l'économie, soit par absorption directe, soit par la peau.

2° Une eau thermale sera d'autant plus légère, plus facilement supportée et plus assimilable qu'elle contiendra plus d'azote en dissolution.

3° Dans les eaux azotées, la présence du gaz azote en dissolution dans l'eau sera d'autant plus accentuée que la pression ascensionnelle de la colonne liquide sera plus considérable[1].

1. Cette explication physiologique nouvelle de l'eau considérée au point de vue de l'alimentation n'est pas seulement particu-

Ces préliminaires nous étaient nécessaires pour ce qui reste à dire de l'eau du Rocher, telle qu'elle est aujourd'hui et telle que nous désirerions la voir utilisée dans l'avenir. Par le développement qu'il a fallu leur donner, on comprendra pourquoi nous insistons pour demander à MM. les chimistes une analyse quantitative des gaz qu'elles contiennent en dissolution ou qui s'évaporent pour se mélanger à l'air et le saisir dans une certaine mesure.

Acide sulfhydrique. — Pour l'acide sulfhydrique, par exemple, dont les émanations sont si sensibles dès qu'on entre dans un établissement d'eaux sulfureuses; comment se fait-il qu'il puisse être respiré non seulement sans danger, mais encore avec fruit? On sait cependant, et de nombreuses expériences l'ont prouvé, que cet acide tue instantanément les animaux qui le respirent, même lorsqu'il se trouve mêlé avec plusieurs volumes d'air atmosphérique. La clinique journalière nous prouve cependant que le séjour assez prolongé dans

lière aux eaux sulfureuses, mais aussi à toutes celles qui contiennent de l'azote en dissolution et de la matière organique (salines, sulfatées, ferruginées et autres). Elle rend compte de ces quasi-résurrections d'individus arrivés au dernier degré de marasme et remontés par l'usage de l'eau de telle ou telle source. Partant de cette donnée, on pourrait thérapeutiquement établir deux grandes divisions des eaux thermales :

1° *Eaux d'assimilation*, reconstituantes plastiques;

2° *Eaux de désassimilation* activant les sécrétions et les combustions; les bi-carbonatées, par exemple. Les subdivisions seraient rangées entre ces deux grandes lignes principales, selon que l'eau à classer participerait de l'une ou de l'autre de ces qualités ou des deux à la fois; la dominante servant de base pour la classification.

une atmosphère impregnée de son odeur (cabinets de douche, salles de piscine, salles de vapeurs sulfureuses), amène souvent la détente de crises d'asthme assez violentes en aidant à l'hématose, antérieurement difficile et incomplète, par la sédation qu'elles produisent sur l'élément nerveux , première manifestation de cette maladie, quelquefois la seule. Ne serait-il pas intéressant et surtout utile de savoir par suite de quelles modifications, dans quelles proportions ce poison virulent mélangé à l'air ambiant peut devenir utile de nocif qu'il était ? comment nous pouvons le respirer sans danger dans les conditions que nous venons de déterminer ? comment, inspiré directement ou rejeté des voies respiratoires par le fait de la décomposition des sulfures absorbés, comment, dis-je, il peut devenir l'agent destructeur du bacille du tubercule, dans quelles mesures il peut arrêter sa proléfération? Questions toutes d'actualité, aujourd'hui surtout que ce régime bacillaire paraît devoir éclairer d'un jour nouveau nos études médicales et thermales. C'est sur place que le chimiste devrait faire ses expériences pour arriver à cette constatation que j'appelle de tous mes vœux. La solution de ces questions est difficile, il faut en convenir; mais la chimie progresse tous les jours dans de telles proportions, qu'il est permis de supposer qu'elle portera la lumière dans ce qui n'est encore qu'obscurité pour nous, et qu'il nous sera dès lors possible de déduire des analyses des indications thérapeutiques claires et précises qui nous font encore défaut.

La quantité d'acide carbonique dégagé de l'eau dans l'atmosphère ne saurait nous être indifférente; mais arrêtons-nous dans cette voie des *desiderata* et revenons aux trois analyses du Rocher. De leur examen attentif, il résulte que la quantité de sulfure de sodium est à peu près sensiblement identique dans celles de Latour et Garrigou, plus faible dans celle d'O. Henry, ce qui n'a rien d'étonnant, faite à Paris avec de l'eau transportée ayant quelque peu perdu de ses principes : la proportion des silicates, assez forte dans les deux dernières, est plus faible dans celle de Latour; tel est le résultat de l'appréciation atomique particulière à chaque chimiste. Mais ce qu'il faut surtout considérer, c'est la présence des bromures dans ces analyses; traces sensibles pour les deux premières; brome, 0,0002 pour Garrigou : ce corps a pu pour la première fois être dosé, ce qui est loin d'être indifférent. En médecine, le brome est utilisé comme caustique et désinfectant dans les plaies gangréneuses; les bromures comme sédatifs du système nerveux; le perbromure à titre de puissant astringent dans les leucorrhées, dartres, scrofules, affections tuberculeuses, ils sont très employés en Angleterre et en Amérique. On comprendra dès lors, sans qu'il soit nécessaire d'insister à ce sujet, tout le parti que la thérapeutique thermale peut tirer de cette indication

Electricité minérale. — Mais il est une autre donnée de l'analyse sur laquelle il est bon de s'arrêter. Dans celles de Filhol et Réveil la présence des métaux n'y est pas signalée, à part quelques traces d'oxyde de fer et rarement d'arsenic. O. Henry et Latour sont également sobres d'indications à cet égard. Dans l'analyse de M. Garrigou, au contraire, nous retrouvons des traces *très nettes* de lithyne (l'antigoutteux et l'anticalculeux par excellence lorsqu'elle se trouve dans les eaux minérales à l'état salin); le zinc, le cobalt, le nickel, le cuivre, le plomb et l'arsenic. Il faut noter que ce chimiste se sert, non seulement du spectroscope qui, par les bandes ou raies lumineuses, lui décèle la présence de ces corps, mais aussi des procédés des flammes de Bunsen. Au lieu d'agir sur quelques litres d'eau comme ses prédécesseurs, il en emploie pour ses opérations un ou plusieurs hectolitres; les constatations sont ainsi plus sensibles, plus intenses, plus nettes; elles sont très importantes pour l'explication de l'électricité dans les eaux minérales.

Dans son livre, *De l'Électricité considérée comme cause principale de l'action des eaux minérales*, Scoutetten, après avoir avancé que ces eaux forment une pile susceptible de développer de l'électricité, en attribue l'origine à l'intervention du calorique et à la minéralisation du liquide : il constate, en outre, que le dégagement de l'électricité est d'autant plus considérable que les eaux sont plus sulfureuses, qu'elles sont plus chargées de sulfates en présence d'acide sulfhydrique. Les sulfurées seront celles qui en dégageront le plus, puisque par la décomposition et transformation du sulfure en sulfites et hyposulfites, ce seront celles qui dégageront le plus d'acide sulfhydrique. M. Lambron attribue plus spécialement aux transformations chimiques l'origine de l'électricité, en vertu de ce principe qui dit : Toutes les fois qu'un corps se combine avec un autre, la combinaison ne peut se faire qu'en dégageant du calorique et de l'électricité.

Rentrer dans la discussion qui s'engagea à ce sujet à la Société d'hydrologie ne serait qu'une répétition écourtée, incomplète dans tous les cas, de cette question qui a été si bien résumée et appréciée par notre confrère M. Duhourcau, qui, du reste, est coutumier du fait [1]. Mais ce qu'il est utile de faire ressortir, c'est la présence des métaux dans l'eau minérale, qui nous fixe sur l'origine de l'électricité, donnée qui jusqu'à ce jour est restée, sinon incertaine, du moins controversée. Que faut-il, en effet, pour qu'il y ait production d'électricité? une pile, c'est-à-dire la présence de deux ou plusieurs métaux et de l'eau acidulée pour en développer et activer la source : l'eau en sera le conducteur; le corps de l'individu soumis à son action, le récipient ; la baignoire en marbre, le corps isolant; enfin la glairine en dissolution dans l'eau sera la substance albuminoïde, la membrane qui séparera les substances hétérogènes qui fournissent l'électricité statique. (Rapport de M. Onimus à l'Académie des sciences en 1874.) On aura ainsi le bain auquel M. Charcot a donné le nom de bain électro-statique, celui qu'il emploie le plus souvent, parce qu'il agit par un courant de fluide qui se renouvelle sans cesse, qui ne provoque pas de sensations anormales, mais qui met en activité les nerfs, les muscles et tous les tissus qui ne sont eux-mêmes que de véritables couples électro-capillaires traversés par un nombre infini de courants. (Onimus, *Dictionnaire encyclopédique des sciences médicales.*)

Dès qu'un individu sera plongé dans un bain d'eau minérale, comme il est par lui-même imprégné des deux électricités positive et négative qui se neutralisent; que d'autre part, le bain où il se trouve développe de son côté de l'électricité, il y aura surcharge, excédent électrique, et dès lors son

1. *Cauterets, ses eaux minérales et leurs effets curatifs*, p. 37 et suivantes.

corps, en tout ou en partie, sera électrisé positivement où négativement selon le surplus d'électricité reçue ou enlevée. Quel en sera le résultat? M. Onimus nous le dit : Ce qui domine l'électrothérapie, ce qui en est le rôle principal, c'est que l'électricité agit puissamment sur la nutrition ; c'est que l'intensité nutritive des tissus, l'intensité vitale se mesure par l'intensité des courants qui s'y forment ou qui y sont développés.

On comprendra, sans qu'il soit nécessaire d'insister davantage, l'importance de cette donnée. Pour nous, le fait indéniable est que, vu la nature des matériaux qui s'y trouvent, nos bains doivent produire de l'électricité (faisons remarquer, en passant, le rôle isolant de la glairine ; c'est une seconde fonction de ce corps dans les eaux minérales). Par suite de ce courant électrique il y aura excitation si le corps est électrisé positivement, de la sédation s'il l'est négativement. Dans tous les cas, physiologiquement parlant, il en résultera, comme le dit M. Armieux, que, quelque restreinte que soit l'action électrique des eaux thermales, elle est un des éléments de leur action sans en être le principal ; qu'elle se combine avec la thermalité, avec la minéralisation, etc., qu'elle tend à stimuler les fonctions de nutrition en agissant sur les nerfs de la vie organique et aussi sur les nerfs de la vie de relation.

Que MM. Lambron et Armieux aient constaté que les eaux sulfureuses sont sédatives de l'appareil circulatoire dans un bain sulfureux à 34 ou 35° centigrades, ce n'est pas là une réfutation péremptoire de l'action excitante de l'électricité. A cette température, un bain sulfureux, comme un bain ordinaire, sera sédatif, si la dose de sulfure et d'électricité développée est trop faible pour annihiler l'action sédative de ce bain : l'expérience ne sera concluante que lorsqu'on aura plongé alternativement le même individu dans un bain ordinaire et dans un bain sulfureux à la même température dans les deux, lorsqu'au galvanomètre on aura noté le manque de réaction électrique dans le premier, son degré d'intensité dans le second, et qu'on aura comparé, dans un laps de temps déterminé, la différence de sédation des pulsations du pouls et de la température du corps.

D'après M. Becquerel, les courants électriques sont plus accentués dans les bains sulfureux avec le monosulfure de sodium ou de potassium qu'avec les polysulfures. Ils seront plus développés, par conséquent, à Cauterets qu'à Barèges. Des expériences de M. Lambron, il résulte encore :

1° Que les courants produits dans un bain persistent après le bain ;

2° Que la douche développe constamment des courants électriques ;

3° Que la partie du corps frappée par la douche est électrisée négativement, tandis que les autres parties du corps le sont positivement ; on peut changer le sens du courant à volonté en frappant telle ou telle partie du corps ;

4° Dans la douche écossaise, la partie frappée avec la douche chaude sera électrisée négativement; celle qui sera sous l'action de la douche froide le sera positivement. Le courant va donc du froid au chaud.

Des trois dernières conclusions, on peut déduire que l'action perturbatrice de la douche est plus énergique que celle du bain. Les constatations galvanométriques ne font que donner une sanction scientifique aux résultats de la pratique journalière.

Il est facile de comprendre, du reste, que, sous l'action de la douche, il y ait surcharge électrique. L'eau arrive avec une vitesse d'autant plus considérable que la pression est plus forte : les molécules de l'eau, dans ces conditions, se séparent, se brisent, se pulvérisent d'autant plus rapidement que le choc est plus intense ; l'apport des matériaux développant de l'électricité est plus considérable, et, par le fait de leur division en molécules d'une extrême ténuité, les décompositions et transformations sont plus rapides et plus intenses.

Par suite, lorsque sur certains points localisés on aura à produire une action perturbatrice intense, la douche sera préférable à tout autre mode d'application thermale ; cette action perturbatrice et éliminatrice pourra être généralisée à volonté par la façon dont cette douche sera donnée, avec surcharge ou décharge électrique, selon la température ; tandis que lorsqu'on n'aura à provoquer que des réactions douces et continues, le bain devra être ordonné de préférence : la durée de son action se prolongeant davantage et sans secousses. Soit dit en passant, depuis quelques années, ce mode d'administration des eaux thermales me paraît un peu trop négligé à Cauterets, peut-être cela tient-il à l'élévation des prix d'un traitement assez coûteux par sa complication (boisson, bains, douches, pulvérisations ou humages, bains de jambes, etc.) ; question à étudier par MM. les concessionnaires, qui pourraient bien trouver une solution susceptible de sauvegarder à la fois et leurs intérêts et celui des malades.

En thérapeutique thermale, aucun des éléments constitutifs qui forment l'agrégat minéral, quelque minime soit-il, ne doit être négligé, tous concourant par leur ensemble à l'effet curatif; les phénomènes électriques au même titre que la température, la sulfuration, les sels, gaz, etc. Pour obtenir d'un bain ce résultat désirable, il faudrait que l'eau en fût constamment renouvelée, ne fût-ce que par un mince filet qui maintiendrait une température uniforme et un apport permanent des matériaux minéralisateurs nécessaires pour entretenir le même courant électrique. On comprendra facilement que, faute de pourvoir à cette indication, ce ne sera que pendant la première partie du bain que celui-ci développera toute sa puissance d'action. Il arrivera même un moment où elle sera à peu près nulle au point de vue qui nous occupe; ce sera lorsque au contact de l'air extérieur tout le sulfure aura été décomposé, qu'il n'en restera plus un atome pour former l'acide sulfhydrique indispensable pour aciduler l'eau, qui, sans cette condition, n'agira plus sur les métaux pour la production de l'électricité. On s'expliquera, par suite, pourquoi les bains de grande piscine sont préférables aux bains ordinaires; dans les premiers, l'eau étant constamment renouvelée à grand courant, les décompositions et transformations y seront incessantes, plus rapides, et le développement électrique constant.

Voilà donc trois facteurs dont il faudra tenir compte dans l'administration de nos eaux; l'azote, l'acide sulfhydrique, l'électricité. Si nous ne partageons pas l'opinion de ceux qui veulent trouver dans celle-ci la panacée des eaux thermales, nous nous éloignons autant de ceux qui nient qu'elle puisse avoir sur l'économie une action thérapeutique quelconque. Pour nous, une eau minérale, nous l'avons déjà dit et ne cesserons de le répéter, agit par tout son ensemble, par l'agrégat qui la constitue. Loin de rejeter les découvertes que fait la chimie, nous nous estimons heureux chaque fois que par elle nous pouvons expliquer ce qu'un empirisme de bon aloi, l'observation, nous avait dévoilé sans le comprendre. Tout se lie, tout s'enchaîne et s'harmonise dans cette médication. Les sulfures, après leur transformation, par leur action localisatrice dans les voies respiratoires; l'électricité, le calorique comme excitants ou sédatifs généraux; le brome et ses dérivés, par leur action éminemment sédative; la lithyne, avec ses propriétés antigoutteuses et anticalculeuses; les alcalins, par leur action diurétique, fluidifiante, antiacide; l'iode, contre la scrofule et ses diverses manifestations, et tant d'autres combinaisons dont la portée nous échappe encore; tout concourt à former cet ensemble, qui constitue les éléments de la médication thermale.

Toutes ces considérations auront peut-être paru un peu longues et en dehors du sujet à traiter; mais il était nécessaire de faire connaître, du moins en partie, comment nous comprenions l'action physiologique des eaux de Cauterets et poser les prémices qui doivent servir de base à la conservation des propriétés d'une eau thermale, quelle qu'elle soit, tant à son point d'origine qu'à son lieu d'utilisation. Pour l'eau du Rocher qui nous occupe, retire-t-on, telle qu'elle est exploitée aujourd'hui, tous les résultats qu'on est en droit d'en attendre? Pour arriver à la solution de cette question, examinons-la à la source et à son lieu d'utilisation.

Les trois analyses qui ont été rapportées plus haut ont toutes été faites avec de l'eau puisée à la source. La composition de ses éléments constitutifs la rapprochent considérablement de l'eau de la Raillère. Cette donnée n'avait pas échappé à la sagacité de M. Latour, qui l'a consignée dans son rapport. Comme température et sulfuration, la différence en plus est en faveur du Rocher.

Température.

LE ROCHER		LA RAILLÈRE	
Au griffon : degrés centigrades...	42°3	Au griffon : degrés centigrades ..	39°5
A l'entrée de la galerie........	39°5	A la buvette après 7 à 8 mètres de parcours...............	39°4
A la buvette de l'établissement..	35°2		

L'eau du Rocher a donc perdu, dans les 75 mètres de parcours dans l'intérieur de la galerie, 2°8, et jusqu'à la buvette de l'établissement, dans un trajet d'environ 200 mètres, 7°1.

C'est trop, beaucoup trop, lorsque pour 8 mètres de parcours la Raillère ne perd qu'un dixième de degré. Cette conduite du Rocher est défectueuse, malgré les modifications qui y ont été faites en 1876. Auparavant, la déperdition était encore bien plus considérable.

Sulfurométrie. Applications thérapeutiques.

Ces données, comme celles de la température, résultent de recherches faites par MM. les Drs Garrigou et Duhourcau. Elles modifient fort peu les résultats fournis par celui-ci dans son opuscule sur la sulfurométrie, page 81.

		Au griffon.	Entrée de la galerie.	Buvette de l'établissement
Liq. L. M.	Brut à 20° pour un litre......	302	284	94
	Après chlorure de barium.....	282	222	74
	Après nitrate de cadmium.....	2	4	10
Degré réel........................		284	218	64
Correspondant à :	Soufre par litre............	0,00715	0,0055	0,00161
	Ou sulfure de sodium	0,0178	0,0146	0,00393

Buvette.

Si la déperdition de la température est sensible, celle du sulfure de sodium ne l'est pas moins; elle est même tellement considérable que cette source, à son griffon, classée la troisième comme richesse sulfurique après César et les Espagnols, ne vient plus, à la sortie de la galerie, qu'en cinquième ligne après la Raillère et les Œufs, et la dernière de toutes nos sources à la buvette. Antérieurement à 1876, l'eau du Rocher, à la buvette, avait perdu plus de deux tiers de sa sulfuration. Aussi, Gigot-Suard, dans son *Précis sur les eaux de Cauterets,* page 49, écrivait-il : « J'ai déjà dit que la dégénérescence de l'eau du Rocher rendait une buvette et des gargarisoirs tout à fait inutiles dans cet établissement. » Je suis loin de partager cette opinion beaucoup trop exclusive. Avec Filhol, je pense qu'une eau sulfureuse dégénérée peut bien ne pas avoir, comme eau sulfureuse, les propriétés qu'elle possède à la source, lorsqu'à son point d'utilisation elle a perdu tout ou partie de son principe sulfureux; mais qu'elle a acquis des propriétés nouvelles qui la rendent fort utile pour d'autres genres d'affections; c'est précisément ce qui arrive pour l'eau du Rocher, nous le verrons bientôt.

En ne tenant compte que de la sulfuration, ce n'est pas avant 1876 qu'il eût été possible, avec l'eau de la buvette de l'établissement, d'établir un terme de comparaison entre ses effets et ceux de l'eau de la Raillère. Ce rapprochement n'a même pas été possible après 1876, puisque, malgré des réparations incomplètes et défectueuses, le sulfure ne se chiffre que par 0,0038, c'est-à-dire par une quantité presque insignifiante. Si des expériences ont été faites sur ce point pour la curabilité de la phtisie pulmonaire, ce n'est pas à la minime sulfuration de l'eau du Rocher qu'il faudra en rapporter les bénéfices, mais bien à ses autres principes constitutifs, à son alcalinité, principalement dans les cas où la phtisie se lie à l'herpétisme comme ultime manifestation, « à des organismes très nervosiques, à résistances vitales affaiblies dépourvues d'équilibre plastique », comme le dit M. le Dr Moinet dans la *Gazette de Cauterets* du 4 octobre 1863; dans ces cas, en outre de son alcalinité, cette eau agira aussi comme reconstituante. Il nous est arrivé souvent, et Gigot-Suard en relate quelques observations, d'avoir à commencer le traitement d'un phtisique par quelques prises d'eau de Mauhourat, celle de la Raillère n'étant pas ou étant mal supportée. Il fallait alors réveiller les fonctions digestives par un stimulant plus actif. En ordonnant l'eau du Rocher, M. Moinet se sert d'une eau qu'il a sous la main en ville; mais il ne fait pas autre chose que ce que nous faisons avec l'eau de Mauhourat, avec cette différence, toutefois, qu'avec celle-ci nous avons le degré de sulfuration plus élevé : 0,0105 à la grotte, 0,0079 à la buvette du pont de Benquès, 0,0039 seulement à la buvette du Rocher.

Dans ce même article, M. Moinet parle encore de l'action de l'eau du Rocher dans l'asthme humide. A l'appui de son dire, il cite l'observation de M. P. L..., un des propriétaires de cette source, qui se serait débarrassé des crises de cet asthme pendant un laps de temps assez long pour faire croire à une guérison définitive. Je connais le cas, j'ai même quelquefois été appelé à donner mes conseils. Il est vrai que l'asthme ne reparaît plus qu'à de très longs intervalles, que les accès n'ont plus ni la même durée ni la même intensité; mais l'observation n'est pas complète : il aurait fallu dire que cette période de longue rémission correspondit à celle pendant laquelle furent exécutées les fouilles du Rocher que ce malade faisait faire sous sa direction immédiate, surveillant les ouvriers, entrant et restant avec eux dans la galerie, où tous prenaient des bains de vapeur prolongés dans une atmosphère imprégnée d'émanations sulfureuses; que, plus tard, avant son exploitation en ville, il continua de boire l'eau du Rocher à la sortie de la galerie où la sulfuration est encore notable; qu'enfin cet asthme n'était qu'une rétrocession du vice rhumatismal qui a reparu quand l'asthme a cessé, et qu'aujourd'hui ce malade atteint de sciatique rhumatismale a besoin de l'appui de deux cannes pour se mouvoir La dyspnée intermittente spéciale avait disparu par l'action continue des inspirations d'air imprégné d'acide sulfhydrique jouant le rôle d'hyposthénisant ; la boisson avait agi contre l'exsudation bronchique et l'emphysème secondaire.

J'ajouterai que, pendant deux ou trois ans, j'avais ordonné l'eau du Rocher à la sortie de la galerie à plusieurs malades atteints de bronchite chronique : les résultats que j'avais obtenus étaient généralement satisfaisants, pas assez complets ni assez nombreux toutefois pour me permettre d'être trop affirmatif à ce sujet; mais ils ont été absolument négatifs lorsque j'ai voulu faire prendre de l'eau du Rocher à la buvette de l'établissement dans des cas identiques.

La conclusion qui découle de cette étude et de nos observations s'impose d'elle-même. La conduite de l'eau du Rocher est à refaire en entier depuis le griffon jusqu'à son point d'utilisation, pour qu'au moins à la buvette l'eau ait une température et une sulfuration égale à celle de la Raillère. Il est facile d'obtenir ce résultat; l'expérience a été faite l'an dernier pour celle-ci. On a pu lui faire parcourir, sans déperdition de température et de sulfuration, un trajet presqu'aussi long que celui qui sera nécessaire pour l'eau du Rocher. Ce sont Messieurs les Concessionnaires qui ont exécuté ce travail un peu à la hâte; ils n'ont qu'à le recommencer dans de meilleures conditions, et c'est possible, pour l'eau qui leur appartient. Ils ont sous la main, avec l'eau de César, les mêmes éléments de succès. Tout le monde y gagnera; eux d'abord, en utilisant cette eau qui serait tout autrement appréciée que celle qu'ils exploitent; puis surtout une nombreuse catégorie de malades qui n'auraient pas à se déplacer pour faire fructueusement leur traitement. Dans un avenir bien peu éloigné, cette simple réforme aurait une portée incalculable. N'ayant pas examiné l'eau de la buvette au point de vue de son action diurétique ou laxative, nous ne pouvons nous prononcer sur sa valeur. Nous avions mieux qu'elle avec l'eau de Mauhourat.

Bains. — Si les travaux que firent sur certains points les propriétaires du Rocher modifièrent, dans des proportions restreintes, l'eau de la buvette, il n'en fut plus de même pour l'eau des bains. D'une capacité plus considérable que celle qui serait nécessaire pour amener l'eau à son lieu d'utilisation, l'air a dans la conduite une entrée et une sortie facile; dans certains points de son parcours se trouvent des regards ou pour mieux dire de petits bassins, véritables clapets de sûreté qui permettent aux gaz de s'échapper, à l'air de se renouveler, de telle sorte que depuis la source jusqu'à ces petits bassins, de ceux-ci au bassin principal, cette eau est constamment soumise à l'action de l'air qui agit sur le sulfure de sodium avec d'autant plus d'intensité que la pente est très forte; que dans cette rapide descente les molécules de l'eau perdent leur force de cohésion par le fait d'un ballottement incessant, activant ainsi le dégagement des gaz qui s'y trouvent en dissolution; favorisant les décompositions et recompositions nouvelles des corps qui constituent l'agrégat minéral. Et c'est ainsi qu'à son lieu d'emploi l'eau a perdu une bonne partie de sa température, tout ou presque tout son principe sulfureux; elle n'est plus qu'alcaline comme celle de Bruzaud.

Ainsi, d'après M. le Dr Duhourcau, au robinet des baignoires, en prenant un bain naturel du Rocher, sans mélange, notre confrère a trouvé :

Essai sulfurométrique.

Brut à 20°, pour un litre, 66°.	Après chlorure de barium, 50°.	Après nitrate de cadmium, 12°.

Degré réel 88 représentant 0,00096 de soufre par litre, ou 0,00233 de sulfure de sodium. En calculant à 300 litres pour un bain, on ne trouve qu'une quantité de sulfure de sodium variant entre 0,699 à 0,70 centigrammes par bain : quantité insignifiante qui parfois, selon les époques de l'année, est encore amoindrie; on peut dès lors la considérer comme nulle.

D'autre part, des expériences relatives à l'alcalinité ont donné à notre confrère les résultats suivants :

Alcalinité par bain de 300 litres du Rocher.

EN SILICATE DE SOUDE		EN SOUS-CARBONATE DE SOUDE	
Alcalinité brute......	17 gr. 16 cent.	Alcalinité brute......	37 gr. 71 cent.
Alcalinité vraie......	16 gr. 77 cent.	Alcalinité vraie......	36 gr. 57 cent.

ce qui fait un total de 53 gr. 34 cent. d'alcalinité vraie par bain, et 54 gr. 87 cent. d'alcalinité brute. Ce ne sont pas là des quantités négligeables, bien au contraire.

A la page 98, Filhol (*loc. cit.*) dit : « Si dans beaucoup de cas les eaux sulfureuses agissent à la façon des eaux alcalines, cela dépend surtout de ce que le sulfure de sodium qu'elles renferment est un composé dont la réaction alcaline est très marquée et bien autrement forte que celle du carbonate ou du silicate de soude. J'établis d'ailleurs une distinction tranchée entre l'eau prise à son griffon à son plus grand état de pureté, et l'eau considérée sur les lieux d'emploi où elle n'arrive ordinairement qu'après avoir subi l'action plus ou moins prolongée de l'air qui modifie considérablement la nature des éléments qu'elle renferme. Cette distinction n'avait pas échappé à Anglada qui avait fort bien vu que les eaux sulfureuses altérées par leur exposition à l'air deviennent de plus en plus riches en carbonates de soude. » En d'autres termes, l'alcalinité vraie augmente à mesure que la sulfuration diminue. A la buvette elle sera moindre que dans un bain où presque tout le sulfure finit par disparaître pour être transformé en sulfites, hyposulfites de soude. Telles sont les conclusions auxquelles arrivent MM. Filhol, Garrigou et Duhourcau.

Mais il est un fait que celui-ci a dévoilé et qui a une trop grande importance pour ne pas en tirer toutes les déductions qu'il comporte. « Toutes les sources de Cauterets, même l'eau du Gave, renferment des carbonates et des silicates alcalins qui, s'ils ne donnent pas à ces eaux une réaction alcaline franche au tournesol, leur donnent cependant, en absorbant de l'acide sulfurique, un titre alcalimétrique très appréciable. J'ai donc mesuré l'alcalinité de ces sources froides employées dans nos thermes, et c'est ainsi que j'ai trouvé : 1° que la source froide qui alimente les bains de Pauze, de César et des Espagnols est plus alcaline que chacune de ces sources sulfureuses; elle absorbe, en effet, 160 degrés de liqueur sulfurique quand César n'en absorbe que 140 par litre. L'eau froide de Rieumiset qui dessert le Rocher a un degré d'alcalinité égal à 152° et supérieur à celui de la source du Rocher. L'eau douce qui coule derrière la Raillère et dans le gargarisoir absorbe par litre 120°, l'eau des bornes-fontaines de la ville 168°, et l'eau même du Gave 52° de ma liqueur alcalimétrique. On devine les conséquences de ce fait pour ainsi dire imprévu : c'est que les bains de Pauze, de César, des Espagnols refroidis avec l'eau de source seront plus alcalins que s'ils étaient formés d'eau minérale pure. Seuls, les bains du Pré et des Œufs verront leur titre alcalimétrique diminué par l'addition de l'eau du Gave. Les bains du Pré seront donc les moins alcalins de tous les bains de la station. » (P. 26, *loc. cit.*)

Toutes ces données concernant la sulfuration et l'alcalinité étaient indispensables pour nous fixer sur la valeur des bains du Rocher et en déduire les conséquences thérapeutiques qui en découlent. Nous retrouvons dans cette eau l'équivalent de celle de la Fontaine d'Amour (Canarie, Bruzaud, Pauze-Vieux), Elles complètent scientifiquement ce que nous ignorions en

1855, lorsque nous donnâmes notre article reproduit dernièrement dans la *Revue d'hydrologie*. Ce sera donc dans des cas identiques à ceux dont nous avons déjà parlé en traitant de cette source qu'il faudra ordonner les bains du Rocher. Gigot-Suard les conseillait dans les névropathies idiopathiques ou symptomatiques s'accompagnant d'un fort degré d'excitation, dans les gastralgies, les entérites, et surtout dans les affections utérines avec état sub-inflammatoire. Le Dr Moinet les utilise dans les mêmes conditions ainsi que dans la bronchite catarrhale chronique chez les sujets très irritables, dans certains cas d'asthme humide (nous nous sommes expliqué à ce sujet), dans les blépharites et ophtalmies scrofuleuses, dans les ulcères dépendant de la scrofule et d'autres états diathésiques. Enfin, il constate les bons effets obtenus par les douches ascendantes *éliminatrices* dans la constipation, les engorgements abdominaux et les affections hémorroïdales. (Nous insistons de nouveau pour une plus confortable installation et appropriation de ce cabinet.) Le Dr Sénac-Lagrange recommande l'usage de ces bains dans les catarrhes utéro-vaginaux, les érosions du col, la métrite parenchymateuse, les dysménorrhées. « Les fontaines du Rocher et de Rieumiset, par le mélange de leurs eaux, fournissent des bains à très faible minéralisation, qui sont d'un grand secours quand il faut apaiser la sensibilité nerveuse surexcitée par le traitement thermal ou la maladie, » dit le Dr Lahillone, p. 39, dans son *Histoire des fontaines de Cauterets*. Partout nous retrouvons les mêmes indications. Ces eaux doivent être utilisées chaque fois qu'on voudra produire une action hyposthénisante et sédative, quelle que soit la nature ou la cause de la maladie qui réclamera cette médication.

Mais c'est surtout contre les affections utérines et les complications qu'elles amènent à leur suite, qu'il faudra y recourir. Ici, comme à Bruzaud ou Pauze-Vieux, le mode de traitement devra être appliqué avec discernement et suivi avec la plus grande attention ; il ne faudra faire intervenir le traitement chirurgical que lorsqu'il sera bien démontré que les eaux sont insuffisantes ; il ne doit venir que comme adjuvant et seulement à ce titre. Les applications de poudres astringentes, de pommades excitantes, de caustiques, de cautérisations à l'iode au nitrate d'argent, au fer rouge ont presque toujours le grave inconvénient de condamner les malades au repos, de leur faire perdre du temps ; et nous savons, hélas ! que les nécessités budgétaires, l'ennui d'un éloignement prolongé, loin de la famille, de ses habitudes, de son intérieur, ne nous permettent que très rarement de retenir nos clients jusqu'à leur complet rétablissement.

Une autre donnée sur laquelle on passe parfois trop légèrement, consiste à bien surveiller la liberté du ventre et à aider la nature chaque fois qu'elle sera impuissante ; c'est souvent à la suite d'une négligence trop prolongée à ce sujet que sont dues certaines érosions et ulcérations du col. On le comprendra facilement. La constipation prolongée a pour résultat l'accumulation dans le rectum des détritus de la digestion ; ils y durcissent, se séparent en boulettes et finissent par jouer un rôle analogue à celui d'une tumeur qui pressera de tout son poids sur les parties avoisinantes. Chez la femme, ce sera sur l'utérus que l'effort se portera, puisque cet organe ne se trouve séparé que par de minces membranes de la partie déclive du rectum. Qu'en résultera-t-il ? Dans son état normal, l'utérus est maintenu en place par trois ordres de ligaments : 1° les ligaments larges, le rattachent aux parois latérales du bassin ; 2° les ligaments ronds, au pubis; 3° les ligaments utéro-sacrés, aux partiesinférieures et latérales du sacrum. Si, par une cause quelconque, l'utérus est comprimé dans un sens ou dans un autre, un au moins de ces ligaments sera plus ou moins distendu. Si l'action compressive n'est que momentanée, le ligament reprendra sa force de contraction et l'équilibre sera vite rétabli; mais si cette compression mécanique se prolonge, il y aura distension continue du ou des ligaments, diminution progressive de leur résistance et relâchement de leur force de contractilité. Par suite, l'utérus sera dévié dans un sens ou dans un autre, selon que l'équilibre sera rompu en faveur de la force de contraction de l'un des ligaments restants. En d'autres termes, le corps de l'utérus sera porté en avant, ou en arrière, ou dans les parties latérales du vagin, le col ayant la position inverse. L'utérus sera en antéversion, rétroversion ou latéroversion; en prolapsus ou abaissement si tous les ligaments sont relâchés.

C'est principalement l'antéversion qui domine dans la constipation. Lorsque les deux ligaments larges sont distendus, l'antéversion est généralement simple ; le col utérin est incliné en avant, le col en arrière. Elle est le plus souvent compliquée de latéroversion peu accentuée, lorsqu'un seul de ces ligaments est relâché. Si, dans cette situation, la femme ne prend pas les précautions voulues, si elle continue ses courses et se livre à ses occupations ordinaires, si, surtout, elle fait des mouvements qui nécessitent une dépense de forces musculaires, elle déplacera l'organe de plus en plus dans un sens et dans un autre : elle provoquera, par suite, des frottements du col contre les parois vaginales, d'où les érosions, les ulcérations, les métrites parenchymateuses généralisées ou partielles s'accompagnant d'un certain degré d'inflammation de la muqueuse, les leucorrhées consécutives, etc. En détruisant la cause du déplacement utérin, on se place dans des conditions exceptionnellement favorables pour arriver à la guérison. C'est dans des cas de cette nature que, bien souvent, j'ai retiré de très bons résultats des douches ascendantes éliminatrices prises tous les deux ou trois jours, conjointement avec les bains. Lorsque la maladie était assez récente, cette seule médication avec la boisson de l'eau de Mauhourat a amené la guérison radicale. Dans celles qui dataient d'un temps assez long, il a fallu ajouter l'action des douches générales à températures diverses, en insistant sur les parois lombaires; puis faire porter des ceintures hypogastriques pour permettre aux ligaments relâchés par une trop longue distension, de récupérer la force de contractilité qui était presque anéantie. Avec l'amélioration locale coïncidait la disparition des phénomènes concomitants : douleur à la pression aux lombes, aux hypocondres, au creux épigastrique, boule hystérique et toute la série si variée des surexcitations nerveuses.

Un autre moyen dont on peut retirer de très bons effets résulte de l'introduction dans le vagin d'un spéculum fenêtré. Avec cet instrument, on prend un bain interne, qu'on peut prolonger à volonté. Si l'on peut encore douter de l'absorption par la peau, dans ce cas, du moins, à travers une mince muqueuse, avec son simple revêtement épithélial et son chorion, on ne pourra pas prétendre que les matières minérales de l'eau ne sont pas absorbées. Les exsudations muqueuses sont bien vite détergées par l'alcalinité de l'eau du bain, qui, bien qu'électrisée dans de minimes proportions, active encore l'absorption[1]. Après quelques jours de traitement, j'ai vu la cicatrisation marcher avec rapidité et la muqueuse du col revenir à sa coloration normale sans le secours des douches locales. Que de précautions à prendre encore lorsqu'on utilise ce dernier moyen, tant pour l'intensité du jet que pour la température qui doit varier selon les effets toniques ou atoniques à produire : pour la durée de la douche, pour l'introduction de la canule, sa profondeur et tant d'autres détails qu'il est bien plus facile d'expliquer que d'écrire, surtout dans une monographie, qui, en restant scientifiquement médicale, s'adresse aussi à des malades intéressés à la lire. Il faudrait un ou plusieurs chapitres pour traiter convenablement ces questions.

Nous n'avons parlé que des cas les plus simples ; mais quand les ulcérations proviennent d'un vice herpétique ou scrofuleux dont elles ne sont que la manifestation ultime, le traitement local et balnéatoire n'est plus toujours suffisant : c'est alors que l'intervention chirurgicale peut avoir sa raison d'être, mais toujours dans des limites restreintes, à titre d'adjuvant. C'est surtout à un traitement général qu'il faut recourir ; les dépuratifs de toute nature, principalement les préparations iodées et l'arsenic, viendront en aide au traitement thermal en ajoutant à nos eaux les principes qui leur manquent, du moins en quantité suffisante. Souvent alors, les eaux

1. Voir les numéros du 25 septembre, 2 octobre et 18 décembre 1885 de la *Gazette hebdomadaire* sur *la diélectrolyse.*

du Rocher seront insuffisantes; c'est au Petit-Saint-Sauveur, à Pauze-Vieux et même aux bains fortement sulfureux de la Raillère et de César qu'il faudra recourir. Impossible de donner des règles fixes à ce sujet; c'est au médecin qu'il appartiendra d'apprécier le degré de réaction qui lui sera nécessaire pour aboutir. Nous avons vu disparaître en peu de temps les complications vénériennes en associant aux eaux le traitement spécifique, qui, dans ces cas, réussit avec une rapidité vraiment surprenante. Par contre, peu de succès dans les déplacements, les prolapsus, les fluxions utérines; effets désastreux dans les affections cancéreuses; il faut se hâter de renvoyer cette catégorie de malades qu'on a déplacés bien inutilement. En revanche le mélange des eaux de Rieumiset et du Rocher sera fort utile dans quelques affections de la peau à forme subaiguë, prurigo, eczéma, pityriasis, etc., ainsi que dans quelques ulcères atoniques liés à une affection scrofuleuse, mais seulement au début du traitement, qui devra devenir bien vite et plus actif et mieux approprié à la constitution générale. On trouvera, du reste, dans le livre de notre confrère M. le Dr Robert sur les maladies utérines et leur traitement par les eaux de Cauterets, de très bonnes indications sur l'action excito-motrice provoquée par les eaux sulfureuses (chap. IV, pp. 125 et suiv.).

L'avenir du Rocher.

Telles sont, à peu de chose près, les ressources thérapeutiques qu'on peut aujourd'hui retirer des eaux du Rocher. Mais est-ce bien là le rôle que cette eau est destinée à jouer? les services qu'elle peut, qu'elle doit rendre, ne doivent-ils pas peser dans la balance, et des intérêts des concessionnaires et surtout des malades, d'un poids plus lourd, bien autrement certain et plus profitable pour tous? Pour la solution de cette question, nous sommes heureux de nous trouver en communauté d'idées avec notre estimable confrère M. Duhourcau, dont l'opinion, basée sur des études spéciales et consciencieuses, ne saurait nous être indifférente. Dans son livre de *la Sulfurométrie*, page 56, il s'exprime ainsi : « Mais le jour où une conduite bien faite permettra d'utiliser la source du Rocher en l'état où la nature la donne, ce ne sera plus une eau dégénérée et hyposthénisante que les médecins trouveront en elle, mais bien une eau sulfureuse excitante comme ses congénères de la Raillère et de César. » Plus loin, page 99 : « La conduite d'amenée du Rocher devrait être l'objet de réparations complètes de la part de ses propriétaires ; j'aimerais mieux, pour ma part, une buvette plus chaude et plus sulfurée, des bains et des douches plus actifs, que l'eau fortement dégénérée que nous offre cet établissement. Il ne sera pas difficile aux médecins de trouver les applications de la source nouvelle; je dis nouvelle, puisque cette source ne sera plus alors ce qu'elle est aujourd'hui. »

C'était en 1876 qu'il exprimait cette opinion ; en 1879, dans son livre sur l'alcalinité, il revient encore sur la même idée. « Pauze-Vieux et le Rocher, dit-il, ont une alcalinité plus faible et une sulfuration excessivement peu marquée; les conduites d'amenée de ces deux sources sont exceptionnellement mal organisées. Quand les réparations nécessaires auront été exécutées, ces rapports de sulfuration et d'alcalinité seront certainement changés » (p. 28). Notons bien que ce n'est qu'au vu des résultats comparatifs obtenus sur toutes nos sources, tant à leur griffon qu'à leur lieu d'emploi, que notre confrère arrive à ces conclusions qui sont la reproduction plus ou moins approximative de celles trouvées à la source par Latour et Ossian Henry. On ne pourra pas arguer de l'incompétence de ces Messieurs qui, partant de points de vue et d'études expérimentales diverses, arrivent à des résultats à peu près identiques.

En condensant tous les travaux que nous avons recueillis, classés et présentés aussi méthodiquement qu'il nous a été possible, nous en avons déduit et démontré ce que la pratique pouvait retirer de cette eau, dégénérée comme sulfuration, diminuée comme alcalinité. Elle n'est plus que la similaire du Vieux-Bruzaud, qu'on croyait perdu, et qu'on retrouve sous une fausse dénomination à Pauze-Vieux. Si cette dernière source n'existait pas, si tôt ou tard la vallée de Saint-Savin ne devait point l'utiliser en ville au point où jadis elle avait fait ses preuves, certes, nous hésiterions à conseiller une modification quelconque dans l'état actuel de l'eau du Rocher; nous ne voudrions pas nous priver d'une ressource thérapeutique que nous avons sous la main pour toute la classe de maladies déterminées plus haut. Mais, il faut bien le reconnaître, le Rocher actuel fait double emploi avec Pauze-Vieux; en outre, comme le nombre de malades qu'on envoie à Cauterets pour ce genre d'affections est assez restreint, on a, dans le petit Saint-Sauveur et Pauze-Vieux, toutes les ressources nécessaires pour faire un traitement spécial aussi complet que possible, en y ajoutant la boisson des autres sources et la variété de douches à température et pressions qu'on peut graduer à volonté.

Résumé. — Conclusions.

C'est donc à un autre point de vue qu'il faut se placer. Des travaux de tous les chimistes qui ont analysé l'eau du Rocher, il résulte qu'à son griffon sa sulfuration et sa température sont plus élevées qu'à la Raillère; qu'à l'entrée de la galerie la différence est presque insensible, tandis qu'elle est fortement accentuée en moins à l'établissement; que la matière végéto-minérale en dissolution dans l'eau, ainsi que les gaz qui l'accompagnent, paraissent être aussi abondants dans les deux sources (on a vu, dans le cours de cet article, l'importance que j'attache à leur présence); que de l'examen comparatif de l'analyse de la Raillère, par Filhol et Réveil, et de celle du Rocher, par M. Garrigou, le fer serait en quantité plus sensible dans celle-ci; qu'on y retrouve tous les corps qui sont dans la première dans des proportions sensiblement équivalentes; mais, qu'en plus, le Rocher contient d'autres substances (lythine, zinc, nickel, cobalt, plomb, cuivre, arsenic), qui ne sont pas signalées à la Raillère. Peut-être les y retrouverait-on, si l'opération était faite dans des conditions identiques comme quantité de liquide et comme recherches par des moyens ou avec des instruments spéciaux. La clinique, malheureusement, ne peut intervenir dans le débat, le terme de comparaison le plus essentiel, la nature de l'eau, n'étant plus la même au lieu d'utilisation qu'à la source.

Malgré l'absence de cette dernière donnée, celles qui viennent d'être exposées sont bien suffisantes pour la solution de la question suivante : Est-il possible d'avoir en ville, avec le Rocher, une eau sensiblement similaire de celle de la Raillère? Après l'expérience faite, il y a deux ans, pour la descente à la prairie Larusse des eaux de la Raillère et de Mauhourat, on peut sans crainte répondre par l'affirmative. Inutile, ce me semble, d'insister longtemps sur les conséquences qui en découleraient. C'est en bonne partie à l'eau de la Raillère que Cauterets doit sa réputation et sa vogue. Pour des raisons que je n'ai pas à discuter ici, la vallée se refuse encore à laisser opérer la descente de l'eau de la Raillère en ville, à moins de cas de force majeure, qui pourrait bien se présenter plus tôt peut-être qu'on ne le croit généralement. Ne serait-il pas de la plus grande importance d'avoir à sa portée, je ne dis pas une eau similaire (deux sources ne se ressemblent jamais d'une manière absolue), mais du moins une succédanée dont la portée thérapeutique se rapprocherait de celle de la Raillère tant pour la boisson que pour bains et gargarismes? L'étude comparative des deux sources nous fixerait sur la différence des nuances. Avec l'affluence de malades qui nous arrivent de toutes parts, il ne serait pas indifférent d'avoir deux eaux donnant, à peu de chose près, les mêmes résultats dans la longue série des voies respiratoires. J'ajouterai même, qu'à mérite à peu près égal, la facilité et l'économie qu'on aurait à prendre l'eau du Rocher par tous les temps la ferait probablement préférer à son aînée; dans tous les cas, une fois sa réputation bien établie, elle serait à l'abri des caprices de la vogue ou d'invidualités hostiles : elle s'imposerait.

Que faut-il pour arriver à ce résultat? Opérer la descente dans des conditions irréprochables. Mais, au préalable, il est nécessaire de consolider la galerie de captage par de bons murs qui remplaceraient la boiserie qui pourrit et laisse pénétrer l'humidité des terrains supérieurs et du sous-sol ; sacrifier absolument Pauze-Nouveau, qui n'a plus sa raison d'être ; conduire, par le plus court chemin possible, l'eau de César, qui revient aux concessionnaires, dans l'intérieur de la galerie ; amener de conserve et côte à côte cette eau et celle du Rocher ; calculer mathématiquement, en tenant compte de la diminution de volume résultant de la vitesse acquise, calculer, dis-je, exactement le diamètre à donner aux tuyaux de quelque nature qu'ils soient, pour que l'eau les remplisse complètement, sans que l'air puisse y pénétrer ni en amont ni en aval ; les enfoncer dans le sol à une profondeur convenable de 0,50 à 0,60 centimètres, pour les garantir contre les rigueurs du climat ; les renfermer tous dans un manchon de béton et de forte-maçonnerie, qui mette les conduits dans des conditions parfaites d'inaltérabilité ; les recouvrir et les faire reposer sur un lit de poussières formées de débris de corps mauvais conducteurs (sciure de bois, charbon pilé, etc.) ; prendre, en un mot, toutes les précautions indiquées et par la science et par l'expérience ; faire surtout disparaître les clapets de sûreté, qui ne sont établis que pour donner une sortie facile aux gaz qui se désagrègent de l'eau où ils étaient en dissolution et les empêcher de produire ce qu'on appelle des coups de bélier, c'est-à-dire la rupture des tuyaux. En théorie, c'est un beau système ; mais la pratique démontre que le fonctionnement des soupapes est bien vite dérangé par suite de l'altération de la substance, quelle qu'elle soit, dont cette soupape est formée ; que l'air pénètre en même temps que sortent les gaz de la conduite ; et, comme conséquence inéluctable, l'eau s'altèrera d'autant plus que le nombre des clapets sera plus considérable.

Il me semble qu'on peut obvier à cet inconvénient. Rappelons-nous l'expérience faite à Cambo : il a suffi pour rendre l'eau plus légère, plus assimilable, de relever la colonne liquide à la hauteur qu'elle avait avant qu'on ne l'eût surbaissée. Que se passa-t-il donc? La seule pression de cette colonne força les gaz à réintégrer domicile en empêchant leur divorce avec l'eau; en termes moins imagés, une pression liquide ascendante empêche les gaz de se dissocier de l'eau qui les emprisonne en elle-même. Je ne peux expliquer ce fait différemment. Mais si cette manière de voir est la vraie, il serait facile d'en tirer les déductions qu'elle comporterait pour l'amenée d'une conduite d'eau. Etant donnée une ligne droite : le point A celui du départ, B celui de l'arrivée; si dans le parcours il se trouve des inégalités de terrain qui permettent d'établir une conduite curviligne représentée dans l'espèce par C C′ C″, il faudra savoir profiter de cette circonstance dont il est facile de saisir les motifs. Par le fait du parcours, les molécules de l'eau sont plus où moins ballottées; leur force de cohésion est d'autant plus amoindrie et les gaz s'en séparent d'autant plus aisément que le trajet est plus long, que la pente est plus rapide. Lorsque l'eau arrive dans le bassin qui doit l'emmagasiner, elle s'y pré cipite avec une telle force de projection qu'en se brisant contre ses parois les molécules perdent ce qui leur restait de cohésion. Mais si cette même eau est obligée de vaincre la résistance d'une colonne liquide-ascensionnelle, la vitesse sera dimi-

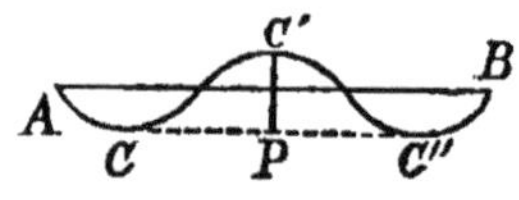

nuée de tout le poids de la perpendiculaire liquide C'P; les molécules se tasseront les unes sur les autres et reconstitueront ainsi la majeure partie de leur cohésion; de telle sorte que si à son entrée dans le bassin ou à sa sortie à la buvette, cette colonne ascensionnelle est de plusieurs mètres, le plus qu'on pourra en donner ne sera que le mieux, on se mettra dans les conditions les plus avantageuses pour avoir l'eau, avec tous les gaz qu'elle contient, dans les conditions les plus normales possible. La pratique sanctionnera-t-elle cette théorie si simple, qui me paraît rationnellement déduite du fait qui se passe à Cambo? je l'ignore; dans tous les cas, on pourrait l'expérimenter sur une petite échelle. Pour les buvettes surtout, elle aurait une grande portée.

Quel que soit le jugement qui sera porté sur cette appréciation, il est permis d'avancer, en prenant les précautions qui viennent d'être exposées, que l'eau du Rocher aurait à sa buvette une sulfuration et une température égale à celle de la Raillère. Ce serait pour le présent et pour l'avenir un résultat si considérable qu'il vaut bien la peine qu'on fasse tous les sacrifices nécessaires pour l'obtenir. Surtout pas de demi-mesures; quand on se mettra à l'œuvre il faut, sans hésitation, arriver à avoir un établissement modèle. On le peut, étant donnée l'expérience que nous fîmes avec Latour pour la constatation de la stabilité du principe sulfureux de l'eau du Rocher. Mais ce n'est pas tout; la buvette n'est qu'une portion, très importante sans doute, mais seulement une portion du but à atteindre, il faut encore arriver à donner des bains qui puissent rivaliser avec les meilleurs de la Raillère qui, au point de vue de la sulfuration, tiennent le premier rang dans l'échelle.

« Nos bains les plus sulfureux à la température de 35° centigrades sont ceux de la Raillère aile nord » (p. 98, *Sulfurométrie*, Dr Duhourcau). Il est possible d'arriver à ce même degré, mais non point avec les bassins actuels et la distribution de l'eau dans les baignoires telle qu'elle existe aujourd'hui.

Bassins. — Ces bassins, très bien construits d'ailleurs et parfaitement conçus pour l'utilisation des eaux de César et du Rocher en douches, bains de jambes (je fais des réserves pour les humages et pulvérisations), sont défectueux pour l'utilisation en bains de l'eau du Rocher à cause de leur éloignement. L'idéal serait la suppression totale des bassins où température et sulfuration sont sensiblement diminuées par le contact de l'air, par les parois qui retiennent l'eau et lui enlèvent une partie du calorique; mais il faudrait pour s'en passer, une quantité d'eau énorme qu'on n'a pas. Puisqu'on ne peut éviter cet inconvénient, faut-il du moins le diminuer dans la mesure du possible. S'il est minime pour les douches, où la pression et les températures diverses jouent le principal rôle, il n'en est plus de même pour les bains. Avec ce qui existe, il faut que l'eau fasse un trajet assez long, une vingtaine de mètres depuis le bassin, les conduits d'amenée passent par les combles de l'établissement où se fait la division pour descendre l'eau dans chaque baignoire. Ce système présente plusieurs inconvénients.

Lorsque l'eau stationne dans les bassins, la force de cohésion moléculaire, ébranlée par le parcours antérieur, se reconstitue d'autant mieux que la perpendiculaire de la colonne liquide est plus élevée, que la hauteur du bassin est plus grande; les gaz qui ne se sont pas échappés sont de nouveau emprisonnés.

Mais on perd bien vite le bénéfice de cette reconstitution par un nouveau parcours, et l'air entre d'autant plus dans les conduits qui ne sont plus exactement fermés par l'eau, qu'il y a plus d'unités de subdivisions. Il faut donc assez rapprocher les bassins pour que l'eau pénètre le plus vite possible dans la baignoire. A cet effet, il faut qu'ils reçoivent directement et par le bas l'eau de la source qui y arrivera sans nulle solution de conduite; qu'ils se trouvent, pour ainsi dire, en contact avec la baignoire dont ils ne seront séparés que par l'épaisseur du mur : que celui-ci bien cimenté en devienne l'un des côtés; et comme ce mur aura absorbé du calorique, il en transmettra à son tour une portion au marbre de la baignoire. Si on conserve le plan actuel de l'établissement, il faudrait quatre bassins : deux pour les côtés de la façade, et deux autres pour les ailes. Leur longueur serait calculée selon les baignoires à desservir, et leur hauteur dépasserait de près d'un mètre le bord supérieur de la baignoire pour pouvoir, avec des tubes en caoutchouc adaptés au point d'émergence, donner des douches locales à petites pressions. La vidange, tant des bassins que des baignoires, passerait sous chacune de celles-ci pour réchauffer le marbre qui se refroidit très vite; on évitera ainsi l'inconvénient que nous retrouvons ailleurs, d'être obligé de renouveler l'eau à chaque instant pour lui conserver la température primitive. Il serait mieux encore, et cette observation est capitale, qu'un mince filet d'eau coulât constamment dans la baignoire, soit pour maintenir le même calorique, soit par l'apport incessant du sulfure et des autres ingrédients constitutifs, pour retirer d'un bain tous les résultats qu'on est en droit d'en attendre comme sulfuration et comme permanence des phénomènes électriques. Moins de bains s'il le faut, mais de bons bains : loin d'y perdre, un établissement y gagnera.

Lorsqu'on touche à une eau minérale dont les éléments sont si minimes comme quantité, si décomposables et par suite si changeants selon leurs lieux d'emploi et la manière dont on les y conduit, on ne saurait prendre trop de précautions; rien n'est inutile. En parlant de l'eau de la Reine de Bagnères de-Luchon, page 210, Filhol dit : « Ces essais conduisent à ce résultat très important que l'eau qui a parcouru 25 mètres sans séjourner dans un réservoir n'a perdu que 4 %, tandis que celle qui n'a parcouru que 23 mètres et qui a séjourné dans le réservoir, a perdu 22 %, et enfin que l'eau qui a parcouru 36 mètres dans un tuyau plein n'a rien perdu pendant ce trajet. C'est donc surtout dans le réservoir que se produit la plus grande partie de l'altération, parce que l'air qui est à sa surface éprouve des oscillations continuelles par les changements de niveau qui s'y produisent et par l'agitation déterminée par l'entrée ou la sortie de l'eau. »

Pour obvier à ces inconvénients, Fontan a conseillé de conduire l'eau dans les réservoirs, sans chute, entrant par la partie inférieure et de mettre à sa surface des flotteurs pour la préserver du contact de l'air. Les uns parlent de bois légers, les autres de tables de liège, et Filhol d'un gazomètre tel que celui qui est utilisé à Bagnères à la buvette de Labassère. Quel que soit le moyen, notre préférence sera naturellement acquise à celui qui donnera l'occlusion la plus parfaite.

Pour en finir avec les améliorations à réaliser, il serait bon d'adjoindre une antichambre à chaque cabinet de bain ; inutile, ce me semble, d'insister sur leur utilité. Les gargarisoirs existant, suffisants jusqu'à ce jour, devraient disparaître pour être remplacés par deux salles de gargarismes, une pour chaque sexe. Leur place est toute indiquée aux deux ailes. Comme installation propre et commode je signalerai celle qui se trouve dans l'établissement qui vient d'être édifié à Argelès; c'est encore ce que j'ai vu de mieux adapté à ce genre d'opération.

J'en ai fini avec ce que j'avais à dire de l'eau du Rocher, que j'ai rangée par anticipation dans les eaux disparues ou à disparaître du vieux Cauterets. Cette source appartient à Messieurs les concessionnaires : ils ont encore pour quelques années l'exploitation des sources de Cauterets. Leur entreprise a réussi au-delà de toute espérance, grâce à l'habile direction qui fut imprimée par leur président au début de l'œuvre, à l'époque toujours difficile, laborieuse et scabreuse de la création. Elle est aujourd'hui continuée avec non moins d'habileté et de succès par son successeur. La Société, en outre des très forts dividendes qu'elle perçoit annuellement, à acquis des immeubles d'une valeur considérable dans notre cité. Tous les actionnaires ont donc un intérêt majeur au maintien de la clientèle qui fréquente nos thermes, au développement, au bon renom de toutes les sources qui en forment le groupe. De toutes les propriétés de cette Compagnie puissante, il en est une qui se recommande par elle-même : elle n'est pas, comme celles qui lui restent de par ailleurs, sujette aux fluctuations de la vogue qui fréquente ou quitte tel hôtel selon la société qu'elle y trouve, selon que l'individualité qui l'exploite est plus ou moins habile dans son art, plus ou moins sociable dans ses rapports avec l'étranger.

L'humanité a ses misères; pour s'en débarrasser, lorsque les secours de l'art ont été insuffisants, c'est aux sources thermales que, de tous les temps, elle est venue demander le soulagement, la guérison de ses maux. Aujourd'hui surtout, que le bien-être s'est répandu dans toutes les classes de la société, que les communications sont devenues et plus nombreuses et plus rapides, le nombre des baigneurs s'est augmenté dans des proportions qui nous étaient inconnues il y a vingt ans à peine. Il était urgent de satisfaire aux besoins créés par cette situation nouvelle. La Compagnie l'a compris : dans ses Néothermes; pour l'exploitation de son eau de César, elle a créé un bâtiment nouveau qui par son installation, son élégance, ses commodités ne laisse presque rien à désirer : que quelques éclipses partielles, produites par des causes fortuites qui doivent disparaître, ne l'effraient pas. Il y en a toujours eu, il y en aura encore. L'initiative particulière des habitants, qui est allée trop vite et trop loin, est la seule à en souffrir sérieusement. La Compagnie, en tenant compte du capital engagé, n'a été atteinte que par une diminution à peine sensible des bénéfices de son dividende. Qu'elle complète son œuvre; dans son eau du Rocher, elle a le plus riche, le plus précieux de tous ses joyaux; qu'elle lui fasse un écrin digne de la contenir.

Bagnères, 29 décembre 1885.

DAUDIRAC,

Médecin de la maison hospitalière de Cauterets.

Toulouse, imprimerie Douladoure-Privat, rue Saint-Rome, 39. — 1785

www.ingramcontent.com/pod-product-compliance
Ingram Content Group UK Ltd.
Pitfield, Milton Keynes, MK11 3LW, UK
UKHW021648260726
13994UKWH00003B/1345

9 782329 434117